INFECCIONES NOSOCOMIALES

Y

MICROORGANISMOS CAUSALES

AUTOR

José Alberto Alarcón Martínez

INFECCIONES NOSOCOMIALES

Y

MICROORGANISMOS CAUSALES

José Alberto Alarcón Martínez

– Técnico Superior en Laboratorio de Diagnóstico Clínico.

– Técnico en Microbiología.

– Técnico en Bioquímica.

Copyright 2023

José Alberto Alarcón Martínez

ISBN: 978-1-312-00341-5

EDITA: Lulu.com

Quedan rigurosamente prohibidas, sin la autorización
escrita del titular del Copyright, bajo las
sanciones establecidas por las leyes, la reproducción
parcial o total de esta obra por cualquier medio
o procedimiento, comprendidos la reprografía
y el tratamiento informático y la distribución
de ejemplares de ella mediante alquiler o préstamo
públicos.

Este libro está dedicado a
mi mujer Teresa por ser mi apoyo
en estos tiempos donde todo está
cambiando tan deprisa.
Gracias por todo.

INDICE

INFECCIONES NOSOCOMIALES

INTRODUCCION..Pag. 7

PERSONALIDADES RELEVANTES..Pag. 9

FACTORES EPIDEMIOLÓGICOS...Pag. 10

TIPOS DE INFECCIONES NOSOCOMIALES...Pag. 15

INFECCION DEL TRACTO URINARIO..Pag. 16

INFECCION DEL TRACTO RESPIRATORIO...Pag. 18

INFECCION PRODUCIDA POR UNA HERIDA QUIRURGICA...................Pag. 20

INFECCION PRODUCIDA EN EL MOMENTO DEL PARTO.......................Pag. 21

BACTERIEMIA..Pag. 22

ESTUDIO DE LAS INFECCIONES NOSOCOMIALES.................................Pag. 25

MEDIDAS DE CONTROL DE LAS INFECCIONES NOSOCOMIALES......Pag. 26

MEDIDAS PREVENTIVAS FRENTE A LAS INFECCIONES NOSOCOMIALES.................Pag. 29

BACTERIAS NOSOCOMIALES

STAPHYLOCOCCUS SPP....Pag. 40

STREPTOCOCCUS SPP...Pag. 45

CLOSTRIDIUM SPP...Pag. 52

PSEUDOMONAS AERUGINOSA..Pag. 56

ENTEROBACTERIAS...Pag. 60

KLEBSIELLA PNEUMONIAE..Pag. 62

PROTEUS...Pag. 63

ESCHERICHIA COLI...Pag. 65

SERRATIA MARCESCENS..Pag. 68

LEGIONELLA PNEUMOPHILA..Pag. 69

VIRUS NOSOCOMIALES

VIRUS RESPIRATORIO SINCITIAL...Pag. 72

VIRUS DE LA HEPATITIS A...Pag. 73

VIRUS DE LA HEPATITIS C...Pag. 74

CITOMEGALOVIRUS..Pag. 75

METAPNEUMOVIRUS..Pag. 76

ENTEROVIRUS..Pag. 77

RINOVIRUS..Pag. 78

ADENOVIRUS...Pag. 79

SARS-COV-2..Pag. 80

HONGOS NOSOCOMIALES

CANDIDA SPP...Pag. 84

CRIPTOCOCCUS NEOFORMANS...Pag. 86

PNEUMOCISTIS JIROVECII..Pag. 87

ASPERGILLUS SPP....Pag. 88

GLOSARIO DE TERMINOS...Pag. 91

BIBLIOGRAFIA...Pag. 94

INTRODUCCION

Las infecciones fueron la principal causa de mortalidad hasta el descubrimiento de los antibióticos, los avances médicos, así como la toma de medidas para evitar contagios en los centros de asistencia sanitaria.

Las infecciones intrahospitalarias o nosocomiales son aquellas que el paciente adquiere mientras está ingresado en un hospital, sin haberla padecido en el momento del ingreso o haberla estado incubando con anterioridad. Los síntomas de la infección pueden aparecer durante el ingreso o una vez el paciente ha sido dado de alta. Pueden aparecer a partir de las 48 primeras horas transcurridas tras la admisión hospitalaria o incluso dentro de los 30 días de haber recibido asistencia sanitaria.

Las causas son generalmente infecciosas debido a bacterias, hongos o virus que se propagan de un paciente a otro en el hospital, entre el personal sanitario y el paciente, por familiares que asisten al hospital, por equipos médicos no esterilizados; en menor medida también puede ser debido a un incorrecto mantenimiento de los equipos e instalaciones de climatización. En definitiva, las infecciones nosocomiales son el resultado de la relación del sanitario, el paciente y el ambiente hospitalario.

Los profesionales sanitarios aducen que esto ocurre porque la mayoría de los pacientes se les tiene que someter a una serie de procesos agresivos como la colocación de catéteres o de sondas, abriendo así vías de entrada para todo tipo de bacterias que, de paso, encuentran un campo de acción fácil para una infección oportunista puesto que el enfermo se encuentra, en ese momento, con las defensas bajas y su sistema inmunológico no responde correctamente.

Es importante precisar que eliminar por completo los gérmenes y la posibilidad de que los pacientes que entran en un hospital contraigan una enfermedad nosocomial es un imposible, ya que muchos microorganismos que acaban provocando una infección nosocomial conviven de forma pacifica con el ser humano sin producir síntomas.

Por ejemplo, el enterococo, una bacteria inofensiva que reside en el intestino de todas las personas, puede convertirse en mortífera si entra en el sistema sanguíneo. Otro caso, el estafilococo, que de forma natural está en la piel sin causar ningún daño a su huésped, puede viajar a través del catéter y causar una infección de vejiga.

Según la OMS, alrededor de entre un 5% y un 10% de los pacientes que ingresan en un hospital sufrirán una infección nosocomial como consecuencia del ingreso hospitalario o de algún procedimiento diagnóstico o terapéutico. Estas infecciones podrían ser minimizadas si se tomaran las medidas higiénicas y de control oportunas. Un enfermo con una enfermedad nosocomial alargará la estancia en el hospital con el consecuente gasto económico que conlleva un ingreso prolongado.

PERSONALIDADES RELEVANTES

Cabe destacar al médico húngaro Ignaz P. Semmelweis como padre del control de las infecciones nosocomiales. Semmelweis descubrió que la incidencia de la fiebre puerperal o fiebre del parto podía ser disminuida si se usaban medios para la desinfección de las manos en las clínicas obstétricas (al parecer, los médicos no se lavaban las manos entre las autopsias y los partos). Sus medidas fueron inicialmente ridiculizadas y fue en el año de su muerte en 1865, cuando sus teorías fueron aprobadas.

En el siglo XIX. Pasteur, demuestra la existencia de microorganismos y se empieza a descubrir que la causa de numerosas enfermedades son bacterias que se transmiten desde los enfermos a las personas sanas por medio de distintos mecanismos (agua, comida, aire,...).

En los hospitales, las condiciones de limpieza eran precarias, hasta que a partir de los trabajos de Lister, se introdujo la necesidad de utilizar sustancias que mataran a las bacterias durante la cura de las heridas, en la limpieza del material quirúrgico y de los quirófanos. La primera sustancia usada para este fin fue el fenol.

En 1890, Halsted introduce los guantes de goma previamente hervidos en las intervenciones quirúrgicas.

También cabe destacar a la enfermera Florence Nightingale que gracias a sus medidas higiénicas adoptadas en hospitales de campaña, redujo la mortalidad de los soldados.

FACTORES EPIDEMIOLÓGICOS

Son los factores necesarios que predisponen a que un paciente contraiga una infección nosocomial.

Hay de dos tipos: primarios y secundarios

FACTORES EPIDEMIOLOGICOS PRIMARIOS

Reservorio y fuente de infección

– Reservorio: Es el lugar (animado o inanimado) donde el microorganismo se va a perpetuar durante un tiempo y del que va a depender su supervivencia.

– Fuente de infección: es el lugar (animado o inanimado) que permite el paso del microorganismo hasta el individuo sano. Este lugar también debe permitir la supervivencia del microorganismo.

Los reservorios también pueden ser la fuente de la infección. En otros casos es necesario un agente transmisor que puede ser animales domesticos, insectos, roedores, etc.. Son los denominados vectores de transmisión de enfermedades.

Tanto los reservorios como las fuentes de infección pueden ser:

1) Humanos: pudiendo ser una persona enferma o una portadora, en esta última podemos distinguir:

– Portadora sana: infectada pero sin síntomas de la enfermedad.

– Portadora convaleciente: curada pero portadora aún de microorganismos que eliminará por las heces, orina, saliva, etc.

– Portadora en estado de incubación de la infección.

2) No humanos:

- Animal: la infección es transmitida por un animal al hombre.

- Telúrico: la infección se transmite por objetos inanimados, el suelo o el agua.

Mecanismos de transmisión

Es el conjunto de mecanismos que usa el gérmen para infectar al huésped. Pueden ser:

1) Directos:

- Por contacto físico: por las manos y mucosas.

- Transmisión vertical: de madre a hijo a través de la placenta o durante el parto.

- Inoculación indirecta: por transfusiones sanguíneas, punciones accidentales, etc.

2) Indirectos: por objetos contaminados con el microorganismo causante de la infección.

3) Aire: por el polvo o por gotitas de flügge(1).

4) Vehículo común: Alimentos, agua, sangre y derivados, soluciones terapéuticas, etc.

5) Vectores: artrópodos que pueden actuar como vector pasivo/mecánico o vector activo/biológico.

Población susceptible

Que un sujeto sano sea capaz de enfermar se debe a una serie de factores:

– Factores extrínsecos: habitos de vida, higiene, profesión, nivel socioeconómico,...

– Factores intrínsecos: situación inmunitaria, estado de nutrición,...

FACTORES EPIDEMIOLOGICOS SECUNDARIOS

Factores biológicos:

– Edad: personas de mayor edad o neonatos son los que tienen mayor riesgo infección más elevado.

– Sexo: las mujeres son más propensas a contraer una infección nosocomial del tracto urinario por ejemplo.

– Etnia: hay etnias que son más propensas que otras a contraer ciertas enfermedades.

Factores ligados al entorno:

– Estacionales: las condiciones de temperatura o humedad favorecen la proliferación de determinadas especies de microorganismos capaces de producir una infección nosocomial.

– Laborales.

– Demográficos.

– Socio-económicos.

– Socio-culturales.

Factores ligados al estilo de vida:

- Tabaquismo.

- Alcohol.

- Estrés.

- Drogas.

- Alimentación.

- Movilidad social.

Los hábitos de vida saludable impiden que nuestras defensas bajen y seamos el blanco de enfermedades potencialmente peligrosas.

Factores ligados al sistema sanitario

- Recursos sanitarios.

- Accesibilidad a los recursos.

- Grado de cobertura sanitaria.

- Nivel de prestaciones.

El acceso a una sanidad universal y gratuita favorecerá que todas las personas tengan acceso al conjunto de servicios de salud, cuando y donde los necesiten sin importar la capacidad económica o la clase social.

TIPOS DE INFECCIONES NOSOCOMIALES

Las infecciones hospitalarias pueden ser:

– Endógenas: causadas por organismos presentes en la flora normal del paciente (flora saprófita).

– Exógenas: causadas por organismos adquiridos por exposición al personal o al ambiente hospitalario.

El estudio de los pacientes infectados por una enfermedad nosocomial indica que las causas más frecuentes son:

– Infección del tracto urinario.

– Infección del tracto respiratorio.

– Infección producica por herida quirúrgica.

– Infección producida en el momento del parto.

– Bacteriemia.

INFECCION DEL TRACTO URINARIO

Es la más frecuente de las infecciones nosocomiales (35%). Son las que afectan a las vías urinarias, ya sean las inferiores (cistitis, prostatitis, uretritis) o las superiores (pielonefritis). En general, está asociada al uso de catéteres vesicales (80%). En menor medida se relaciona con el uso de instrumentación quirúrgica (10%) y el resto tienen un origen desconocido.

Se asocia al género femenino, a la edad y a la historia de infección urinaria previa.

Las causas que más afectan a la infección por sondaje son:

- Los días que esté sondado el paciente.

- Cómo se ha realizado la inserción.

- Tipo de sistemas usados.

- Tipo y calibre de la sonda.

- Alteraciones anatomofisiológicas de la vía urinaria.

- Manipulación y el cuidado de la sonda.

Los agentes causales son bacterias procedentes de la flora intestinal como:

- *Escherichia Coli*

- *Klebsiella Pneumoniae*

- *Pseudomonas aeruginosa*

- *Candida Albicans*

- *Proteus spp.*

- *Serratia marcescens*

Para que el diagnóstico sea preciso, tiene que aparecer una clínica sugestiva y objetiva de infección: fiebre, escozor, orina turbia,... aunque a veces nos encontramos con pacientes asintomáticos, por lo que la mejor forma para detectar una infección es realizar un cultivo de orina. Un recuento bajo de unidades formadoras de colonias puede evolucionar hacia una bacteriuria significativa, por lo que habría que ver la evolución del paciente.

INFECCION DEL TRACTO RESPIRATORIO

Afectan al aparato respiratorio desde las vías altas hasta los pulmones. Si se complica puede derivar en una neumonía nosocomial. Ésta es la tercera causa total de las infecciones hospitalarias (12%) con una mortalidad de entre un 30-35%.

Los factores que predisponen a padecer una neumonía nosocomial son:

El hecho de haber estado ingresado en la UCI.

- Tras haber sido intervenido quirúrgicamente.

- Por intubación o por someterse a ventilación mecánica.

- Disminución del nivel de consciencia.

- Aspiración del contenido orofaríngeo o digestivo.

Se puede empezar a sospechar de una infección nosocomial cuando el paciente presenta fiebre, leucopenia(2), secreciones purulentas entre otros síntomas. Para identificar el microorganismo causante de una neumonía nosocomial, se pueden realizar estas pruebas:

- Cultivo de secreciones: esputo(3) o aspirado bronquial.

- Punción transtraqueal espirativa.

- Lavado broncoalveolar.

- Biopsia de tejido pulmonar.

- Cepillado bronqual por catéter telecopado.

- Detección de antígenos bacterianos por contrainmuno-electroforesis.

Entre los microroganismos que pueden provocar este tipo de infección nos encontramos:

Bacterias:

- *Streptococcus peunomiae*
- *Staphylococcus aureus*
- *Escherichia coli*
- *Proteus*
- *Pseudomonas Aeruginosa*
- *Haemophilus influenzae*
- *Acinetobacter baumanii*

Hongos:

- *Aspergillus sp.*
- *Candida albicans*

Virus:

- Virus respitarorio sincitial
- Virus del herpes

INFECCION PRODUCIDA POR UNA HERIDA QUIRURGICA

Es relativamente frecuente a pesar de las medidas de asepsia que existen hoy en día y al conocimiento que hay sobre la diseminación de la infección. Se contrae durante una cirugía y se manifiesta como secreción purulenta alrededor de la herida (ya sea por la incisión o en la inserción del tubo de drenaje). Los agentes causales pueden ser microorganismos presentes en el propio organismo del paciente o provenir del ambiente del quirófano. Pueden afectar tanto a la superficie de la piel, tejido subcutáneo y al músculo.

A simple vista ya se puede sospechar de una infección de la herida quirúrgica: calor en la zona de la herida, inflamación, fiebre, aparición de pus, mal olor, retraso en la cicatrización o dolor aumentado. Se pueden realizar estudios complementarios:

- Frotis para ver el tipo de células que hay en la herida.

- Cultivo del líquido purulento para la identificación del microorganismo que produce la infección.

- Ecografías o TAC para observar colecciones de pus.

- Biopsia de la herida realizando un cultivo con recuento cuantitativo por lo que servirá para diferenciar claramente entre contaminación e infección.

Entre los microorganismos que causan infecciones encontramos:

- *E. Coli*

- *Staphylococcus aureus*

- *Pseudomona aeruginosa*

INFECCION PRODUCIDA EN EL MOMENTO DEL PARTO

La sepsis neonatal y la endometritis posparto son causadas principalmente por organismos de la flora vaginal de la madre. Hay diversos factores que pueden favorecer la infección:

- Corioamnionitis(4).

- Trabajo de parto prolongado.

- Monitorización interna del feto.

- Cesárea.

- Hemorragia excesiva durante el parto.

- Vaginosis bacteriana.

- Diabetes.

- Anemia.

- Fragmentos placentarios que se mantienen en el útero después del parto

Para disgnosticar una infección uterina bastaría con una exploración física. Para identificar al microorganismo habría que realizar un cultivo de la orina.

Entre los microorganismos que pueden provocarla:

- *Candida albicans*

- *Streptococcus agalacteae*

BACTERIEMIA

La sangre por norma general es estéril por lo que la presencia de bacterias puede causar una infección denominada bacteriemia. Cuando la infección es por hongos hablamos de fungemia. Ambos son el exponente más grave de cualquier infección por microorganismos.

Para que un paciente sea diagnosticado con bacteriemia debe tener un hemocultivo positivo o dos hemocultivos positivos para un microorganismo presente en la piel de forma habitual realizados con un intervalo de 48 horas.

Que un paciente ingresado acabe presentando una bacteriemia nosomocial depende no solo de la enfermedad que le llevó al ingreso sino también el tipo de microorganismo que la provocó. Además, la probabilidad de padecer una bacteriemia nosocomial en la UCI aumenta progresivamente con el tiempo de estancia, esto se debe a la colocación de catéteres intravasculares, sondas urinarias, endoscopias o drenajes.

Hay una serie de enfermedades que aumentan la probabilidad de padecer una bacteriemia nosocomial:

- Cáncer o neutropenia(5) posterior a quimioterapia.

- Diabetes.

- Enfermedades cardiovasculares.

- Insuficiencia renal crónica y pacientes sometidos a diálisis.

- Hepatopatías crónicas.

- Inmunodeficiencias debidas a determinados síndromes.

Las bacteriemias se pueden clasificar de varias formas:

1) Dependiendo del número de microorganismos que la provocan:

- Monomicrobianas: producida por un tipo de microorganismo. Frecuente en endocarditis y meningitis, entre otras afecciones.

- Polimicrobianas: producidas por más de un tipo de microorganismos. Se dan por infecciones intraabdominales o necrosis de piel y mucosas.

2) Según duración:

- Contínua: ocurre cuando existe algún foco bacteriano intravascular, como en caso de endocarditis, fiebre tifoidea, brucelosis o catéteres intravasculares.

- Intermitente: las bacterias aparecen y desaparecen del torrente sanguíneo. Se da por abcesos no drenados o en caso de fiebre de origen desconocido.

- Transitoria: es una presencia momentánea, producto de heridas menores y manipulación de mucosas.

3) Según lugar de adquisición:

- Extrahospitalaria.

- Intrahospitalaria.

4) Según foco:

- Bacteriemias primarias: el paciente tiene síntomas compatibles con una neumonía incluso cultivos sanguíenos positivos pero se desconoce el origen de la bacteriemia.

- Bacteriemias secundarias: se desarrollan secundariamente a una infección localizada y documentada microbiológicamente con el mismo microorganismo aislado en el hemocultivo.

Microrganismos que provocan bacteriemias:

- *Staphylococcus aureus*

- *Streptococcus peumoniae*

- *Listeria monocitogenes*

- *Corynebacterium*

- *Klebsiella pneumoniae*

- *Pseudomona aeruginosa*

- *Serratia*

Microorganismos que producen fungemias:

- *Candida albicans*

ESTUDIO DE LAS INFECCIONES NOSOCOMIALES

Idealmente, el proceso de identificación y control de las infecciones nosocomiales debe basarse en:

- Definición de las categorías y tipos de infección.

- Búsqueda sistemática de los casos (pacientes infectados) y recogida de datos.

- Tabulación de estos datos.

- Análisis e interpretación, con comunicación de los datos relevantes a los comités para intervenir y tomar decisiones en el hospital (comisión de infecciones).

Uno de los problemas básicos en el proceso de recolección de datos, es identificar adecuadamente las fuentes de información más fiables para efectuar una vigilancia efectiva. La de mayor sensibilidad es la revisión completa de la historia clínica, la revisión selectiva de la misma, la vigilancia basada en factores de riesgo, la vigilancia prospectiva en sala con datos del laboratorio, ...

Los tipos de vigilancia que podemos hacer son:

- Estudios de prevalencia, que muestran lo que sucede en un período de tiempo concreto en un área determinada. Este tipos de estudios alcanza cierto valor comparativo cuando se realiza de forma seriada. Un ejemplo es el EPINE (Encuesta de Prevalencia de Infección Nosocomial en España).

- Estudios de incidencia: cuantifican los casos nuevos que se producen de una determinada enfermedad, problema de salud o característica en cierto período de tiempo y para una pobación específica en riesgo. Son más costosos que los anteriores pero de mejor calidad.

MEDIDAS DE CONTROL DE LAS INFECCIONES NOSOCOMIALES

Entre ellas podemos destacar:

– Vigilancia de las infecciones nosocomiales.

– Investigación y control de brotes o epidemias.

– Revisión del empleo de los agentes antimicrobianos y valoración de los patrones de resistencia a ellos.

– Revisión de todos los procedimientos relacionados con el control de infecciones en el hospital.

Dentro de las recomendaciones generales para prevenir la infección, podemos clasificar éstas en grados (grados o grupos de Eickhoff).

<u>Grado 1</u>

– Lavado de manos.

– Esterilización.

– Drenaje urinario cerrado.

– Vigilancia de los catéteres intravenosos.

– No tocar las heridas con las manos.

– Profilaxis antimicrobiana preoperatoria, sobre todo en las intervenciones consideradas como contaminantes.

– Vigilancia del equipo de asistencia respiratoria.

Éstas tienen una eficacia comprobada por lo que no se ponen en duda su empleo en un hospital.

Grado 2

- Procedimientos de aislamiento.
- Educación e información.

Éstas tienen una eficacia lógica sugerida por la experiencia o por la extrapolación.

Grado 3

- Desinfección del suelo, las paredes y los fregaderos.
- Luz ultravioleta.
- Nebulizaciones.
- Flujo de aire laminar.
- Profilaxis preoperatoria de las intervenciones limpias.
- Control rutinario del medio ambiente inanimado.
- Filtros intravenosos terminales.

De eficacia dudosa o desconocida.

Los C.D.C. (centro de control de enfermedades) en Estados Unidos han dividido las medidas en una serie de categorías:

Categoría IA

Son las altamente recomedadas por todos los hospitales y basadas en estudios epidemiológicos o experimentales bien diseñados. Se corresponden al grupo 1 de Eickhoff.

Categoría IB

Son las altamente recomendadas por todos los hospitales y revisadas como efectivas por expertos en la materia y el *Hospital Infection Control Practices Advisory Committee* (HICPAC). Sobre la base de una evidencia muy razonable, aunque no se hayan realizados estudios científicos definitivos. Se corresponden al grupo 1 de Eickhoff.

Categoría II

Se sugiere su aplicación en muchos hospitales. Las recomendaciones incluidas en esta categoría están basadas en estudios epidemiológicos o estudios clínicos de buena calidad aunque no definitivo. Bien en un planteamiento teórico muy razonable, o bien en estudios definitivos aplicados a algunos, pero no a todos los hospitales. Se corresponden al grupo 2 de Eickhoff.

Niguna recomendación

Son prácticas para las cuales existe una evidencia o consenso insuficiente acerca de su eficacia. Se corresponde con el grupo 3 de Eickhoff.

MEDIDAS PREVENTIVAS FRENTE A LAS INFECCIONES NOSOCOMIALES

Las medidas sanitarias de control van dirigidas a prevenir el contagio de las enfermedades infecciosas. Estas medidas son bastante más económicas si se compara con el alto coste médico y farmacéutico de la enfermedad y sus secuelas.

El contagio puede evitarse controlando los reservorios, las vías de salida, de transmisión y de entrada, evitando el contacto con vectores o inmunizando a los sujetos susceptibles.

La elección de medidas más apropiadas debe basarse en el conocimiento del microorganismo, sus vías de transmisión, su prevalencia en la comunidad y su capacidad de desarrollo y resistencia a antibióticos.

La lucha contra la transmisión hay que complementarla con el diagnóstico precoz de los casos, permitiendo aislar al sujeto enfermo cuando sea conveniente y tratarlo rápidamente con antibióticos para eliminar su contagiosidad, inmunizar, tratar y vigilar a sus posibles contactos.

Con la aparición de los antibióticos alrededor de los años cuarenta, se pensó que el problema de las infecciones estaba resuelto y por ello se dejaron de lado los métodos de asepsia y antisepsia. Posteriormente, se pudo comprobar que determinados microorganismos empezaban a ser resistentes a los antibióticos.

A partir de este momento, se volvió a prestar importancia a las medidas de asepsia. Estas sencillas y económicas técnicas evitan, en gran medida, la producción y diseminación de infecciones.

Por tanto, las medidas de aislamiento son el conjunto de actividades utilizadas para prevenir la la diseminación de infecciones a los pacientes, al personal hospitalario, a los visitantes y al medio ambiente hospitalario.

Con estas medidas se establece una barrera antiséptica en torno al paciente. Las medidas más frecuentes son:

- Higiene de manos.

- Uso de guantes.

- Vestimenta y calzas.

- Mascarillas y protección facial.

- Gafas de seguridad y pantallas faciales.

- Otras medidas no relacionadas con el contacto con el paciente.

HIGIENE DE MANOS

Las manos son el vehículo más común para la transmisión de patógenos nosocomiales. Una correcta higiene de manos es el método más eficaz para prevenir la transmisión horizontal de infecciones entre pacientes y personal sanitario.

Cuando las manos están visiblemente sucias o contaminadas hay que proceder a lavarlas con agua y jabón antiséptico. Si las manos no están visiblemente sucias usar un gel hidroalcohólico.

Jabones quepodemos usar en un centro sanitario:

- Jabones de arrastre: sólo eliminan la suciedad adherida y casi no poseen efectos contra los microorganismos.

- Jabones antisépticos: son productos que llevan compuestos químicos con actividad antimicrobiana. Eliminan tanto la suciedad adherida como la flora microbiana.

Es fundamental lavarse las manos:

- Al iniciar la jornada.

- Antes y después de comer.

- Antes y después de cambiarse de vestimenta.

- Antes de preparar los medicamentos.

- Antes y después del contacto directo con un paciente y entre los mismos.

- Antes y después de la manipulación de drenajes, catéteres, cuñas, vendajes,…

- Antes y después de ponerse guantes.

- Después de la exposición a fluidos corporales o excreciones, membranas mucosas, piel no intacta y apósitos de herida.

- Tras el contacto con materiales o equipamiento médico próximos al paciente.

USO DE GUANTES

Un uso correcto de los guantes por parte de los sanitarios va a permitir:

– Minimizar el riesgo de transmisión microbiana desde los enfermos al personal sanitario.

– Proteger a los enfermos frente a la transmisión de flora bacteriana del personal sanitario.

– Minimizar la contaminación de las manos del personal sanitario con gérmenes que puedan transferirse de un enfermo a otro.

Se debe cambiar los guantes entre labores y procedimientos en el mismo paciente, especialmente al pasar de un área del cuerpo contaminada a un área limpia. Nunca debe utilizarse el mismo par de guantes para el cuidado de más de un paciente.

El uso de guantes no es un sustituto del lavado o desinfección de manos. Tampoco hay que lavar los guantes entre pacientes.

VESTIMENTA: BATA Y CALZAS

Gracias a la bata podemos evitar ensuciar la ropa y la piel una vez se realicen procedimientos que generen salpicaduras o aerosoles de sangre, humores orgánicos secreciones o excreciones. Hay realizar un correcto uso de la bata porque también puede ser un vector de transmisión de infecciones nosocomiales.

El uso apropiado de calzas por parte del personal sanitario cuando visiten pacientes aislados con infecciones contagiosas o con inmunodeficiencias severas, puede evitar la propagación de la infección. Estas deberán de eliminarse una vez visitado al paciente.

MASCARILLAS Y PROTECCION FACIAL

Éstas van a evitar el contagio a través de las vías respiratorias.

El uso de una mascarilla quirúrgica deshechable por parte del personal sanitario va a proteger al paciente de posibles infecciones transmitidas por el aire.

Dependiendo del trabajo que realicen los sanitarios, el grado de protección de la mascarilla variará. En pacientes con infecciones altamente contagiosas, la mascarilla que deben de usar es de autoprotección; mientras que otros sanitarios, con llevar una mascarilla quirúrgica sería suficiente.

El personal sanitario usará mascarillas con protección personal cuando esté en contacto con pacientes con infecciones respiratorias contagiosas.

GAFAS DE SEGURIDAD Y PANTALLAS FACIALES

Las gafas de seguridad ofrecen una protección más limitada que las pantallas faciales.

Las pantallas ofrecen protección de la zona facial y las membranas mucosas asociadas (ojos, nariz, boca) de salpicaduras, rociadas y aspersiones de fluidos corporales. Protegen tanto al paciente como al sanitario pero su grado de protección es limitado y habría que complementarla con el uso de una mascarilla.

OTRAS MEDIDAS NO RELACIONADAS CON EL CONTACTO DIRECTO CON EL PACIENTE

- Desinfección y limpieza regular de las superficies y equipo médico.

- Controlar la propagación de bacterias resistentes a los antibióticos.

- Aislamiento de pacientes con infecciones contagiosas.

- Distanciar al paciente de los focos de contagio.

- Control de los sistemas y conductos de aire acondicionado.

- Minimizar la presencia de visitantes y pacientes en los hospitales al mínimo imprescindible extendiendo la asistencia médica al domicilio del enfermo, puede permitir evitar o reducir el contagio con otros enfermos, visitantes, o puntos de infección nosocomial; siempre que las características del paciente, el tipo de intervención, pronóstico y condiciones de su domicilio lo permitan. También puede requerir la visita ocasional del paciente a su centro de salud, o la colaboración de un familiar o sanitario particular, en el hogar.

- Refuerzo de la profesionalización del personal sanitario. Otro factor de prevención es disminuir las rotaciones del personal sanitario (eventualidad, sustituciones y cambios de turno), para que de esta manera, también se reduzca la presión asistencial y permita a los profesionales del sector, atender a la prudencia, sensibilidad y observancia de los protocolos de seguridad y asepsia. Educar a los visitantes del enfermo sobre las medidas de higiene y horarios establecidos para su visita, así como el ingreso de objetos inanimados a la unidad del paciente.

Todos los hospitales deben realizar acciones específicas de prevención y control de infecciones nosocomiales. Por lo tanto, deben contar con programas de capacitación y educación contínua para el personal y la población. Estas capacitaciones requieren un enfoque que disminuya los riesgos de infecciones en los procedimientos realizados con mayor frecuencia.

Las autoridades deben de dotar de recursos humanos, materiales y de operación para el funcionamiento adecuado de las actividades de laboratorio, enfermería e intendencia.

Finalmente, los hospitales y el personal de salud deben seguir las pautas recomendadas para la esterilización y desinfección tanto de superficies como de los distintos materiales y equipos sanitarios.

Tomar medidas para prevenir las infecciones nosocomiales puede disminuir el riesgo de contraerlas hasta en un 70%. Sin embargo, debido a la naturaleza de los centros de salud, es imposible erradicarlas por completo.

BACTERIAS NOSOCOMIALES

STAPHYLOCOCCUS SPP.

Fueron observados por primera vez por Koch y Pasteur, aunque fue Ogston quien le dio su nombre en 1880.

Características generales:

- Forma de coco (esféricas). Se agrupan formando racimos de uva.

- Gram positivas.

- Fundamentalmente aerobios(6) aunque también aerobios facultativos(6).

- Catalasa(7) positivo lo que les diferencia de los estreptococos.

- Fermentan hidratos de carbono.

- No forman esporas.

- No capsulados aunque tienen especies que si las forman.

De las 17 especies que se pueden aislar en el ser humano, las 2 más relevantes que pueden provocar enfermedades nosocomiales son *Staphylococcus aureus* y *Staphylococcus epidermidis*.

STAPHYLOCOCCUS AUREUS

Es la especie de estafilococos más patógena. Se encuentran en las narinas, en la zona nasofaríngea, en la piel y en la región perineal del hombre y de la mujer. Es un patógeno oportunista(8).

Pertenece a la flora normal de la piel y mucosas de ser humano, cuando las barreras naturales fallan o el sistema inmunitario se encuentra alterado es el momento que escoge para infectar.

Los procesos supurativos suelen encontrarse localizados en el foco de infección y sólo pasaran a ser generales, ocasionando septicemias, si las defensas del huésped están muy alteradas.

Por medio de componentes de la membrana la bacteria realiza la adhesión al tejido, estos componentes son ácidos lipoteicóicos que se unen a componentes tisulares como el colágeno.

El segundo paso es la invasión, las bacterias se localizan en el tejido subepitelial donde se multiplican y producen sus enzimas y toxinas.

Que sea más o menos patógeno para el hombre dependerá de:

– Polisacáridos A y proteína A. Ambos con propiedades antifagocitarias, también provocan la formación de pus característica de esta especie.

– Hemolisinas que producen beta hemólisis(9).

– Toxina exfoliativa: exotoxina causante de eritemas(10).

– Enterotoxina: las del tipo A, B es la causante de vómitos y la tipo D de diarreas.

- Coagulasas: transforma el fibrinógeno en fibrina, coagulando el plasma circundante y facilitando la sepsis. Ésta diferencia a *Staphylococcus aureus* del resto de estafilococos.

- Fibrinolisinas o estafiloquinasas: rompen los coágulos de fibrina por lo que tiene un efecto contrario a las coagulasas. Facilita la diseminación de la bacteria.

- Penicilinasas: hidrolizan el anillo betalactámico de las penicilinas aumentando la resistencia de la especie.

Los procesos tóxicos se originan por la acción de las diferentes toxinas presentes en el *S. aureus*. Estos pueden ser:

- Ingestión de la toxina: puede ser ingerida por alimentos contaminados donde la bacteria se ha multiplicado y formado la toxina correspondiente.

- Infección local.

- Shock tóxico: ocasionado por la toxina TSST-1.

Las causas por las que el *Staphylococcus aureus* puede colonizar el ciertas partes del organismo son:

- Colocación de una sonda o catéter contaminados.

- Úlceras, ya sean en los pies o de decúbito.

- Heridas quirúrgicas.

Al ser una bacteria saprófita de la piel el mismo paciente puede autoinfectarse aunque la infección también la pueden transmitir el personal sanitario. Para la protección del paciente frente a esta bacteria, es fundamental el lavado de manos, uso de guantes y desinfección del material si se va a introducir una sonda o si se va a realizar una cirugía. Realizar las limpiezas de las heridas los más aséptica posible, desinfectando bien la zona alrededor de la herida.

S. *aureus* va a provocar una gran variedad de enfermedades nosocomiales como endocarditis invasiva, osteomielitis(11), artritis purulentas, aunque las más comunes son bacteriemias, neumonía y colonización de heridas.

La resistencia de esta bacteria a antibióticos como meticilina, vancomicina u oxicilina va a impedir un tratamiento efectivo contra las infecciones que provoca.

STAPHYLOCOCCUS EPIDERMIDIS

Patógeno oportunista aunque las infecciones que causa no suelen ser muy graves. Forma parte de la flora normal de la piel encontrándose principalmente en las fosas nasales, boca, canal auditivo externo y axilas. Las infecciones que provocan están asociadas a implantes de prótesis cardíacas, catéteres intravasculares, intervenciones quirúrgicas o a neonatos con muy bajo peso (pudiendo llegar a producir sepsis).

Su principal factor de virulencia es su capacidad para formas biopelículas, ésta le confiere la capacidad de adherirse a superficies como catéteres lo que va a facilitar la infección. Además la presencia de la biopelícula aumenta la resistencia a los antibióticos.

Tanto la forma de proteger al paciente como el medio de transmisión de la infección no varía respecto a *Staphilococcus aureus*.

STREPTOCOCCUS SPP.

Características generales:

– Cocos Gram positivos que se disponen en parejas (diplococos) o en forma de cadenas.

– No flagelados.

– Anaerobios facultativos.

– Son catalasa y oxidasa(12) negativos.

– Fermentan la glucosa produciendo ácido láctico.

– Inmóviles.

– No esporuladas.

– Algunas especies presentan cápsula.

Dependiendo de la cepa pueden ser alfa, beta, delta o gamma hemolíticos.

Tiene unas necesidades nutricionales complejas por lo que para su aislamiento requiere medios enriquecidos con suero o sangre.

Hay una gran variedad de especies, muchas saprófitas del hombre, que pueden llegar a ser patógenas. Entre las que pueden ocasionar infecciones nosocomiales tenemos:

Streptoccus pneumoniae, Streptoccus pyogenes, Streptoccus agalactiae y Streptoccus faecalis

STREPTOCOCCUS PNEUMONIAE

Se suelen disponer en forma de diplococos aunque también se pueden encontrar en cadenas. Se presentan como alfa y gamma hemolíticos. Presentan cápsula que es la responsable de su patogenicidad ya que gracias al polisacárido C capsular evita la opsonización(13) impidiendo que las células del sistema inmunológico las fagociten.

Presentan dos enzimas: neuraminidasa (disminuye la viscosidad del moco y expone los receptores de las células) y proteasa (de la inmunoglobulina A1) que facilitan la colonización del epitelio respiratorio.

También presenta una toxina que se libera cuando se produce la lisis bacteriana: neumolisina. Ésta va a formar un poro en la membrana plasmática provocando la muerte celular.

En el ser humano se encuentra en las vías respiratorias superiores pudiendo colonizar otras partes del organismo llegando a causar otitis, sinusitis, peritonitis, meningitis o neumonía (cuando alcanza los alvéolos pulmonares, se multiplica, causando inflamación y provocando fiebre, tos, insuficiencia y dolor pulmonar, esputos sanguinolentos, etc.). La infección por neumococos es especialmente grave en neonatos y pacientes inmunodeprimidos, además es altamente resistente a antibióticos, por lo que es importante el control de esta bacteria en el ámbito hospitalario.

Este estreptococo se transmite vía oral por las gotitas de flügge o aerosoles que se generan al hablar, toser o estornudar. También por contacto con superficies contaminadas con este microorganismo. El uso de la mascarilla o pantalla facial y la desinfección de suelos y superficies adyacentes al paciente, son los métodos de protección mas eficaces.

STREPTOCOCCUS PYOGENES

Son bacterias que forman cadenas cortas de cocos y pertenecen a los estreptococos del grupo A. Son beta hemolíticos. Las cepas capsuladas provocan las infecciones mas graves; además no va a producir una reacción antigénica evitando la opsonización. Se pueden encontrar en la mucosa nasal y faríngea como flora saprófita.

La patogenicidad de esta especie es debida a proteínas de su superficie, toxinas y enzimas:

1) Para facilitar la invasión presentan la proteína M en su superficie, ésta va a facilitar su adhesión a las células del huésped, además va a impedir la fagocitosis por parte de las células del sistema inmunitario.

2) Toxinas:

– Estreptolisina O: responsable de la beta hemólisis. Se inactiva con el oxígeno y causa una reacción antigénica.

– Estreptolisina S: responsable de hemólisis de glóbulos rojos, granulocitos y macrófagos. Es resistente al oxígeno y no causa reacciones antigénicas.

– Toxina pirogénica: responsable de la escarlatina y del shock tóxico estreptocócico.

3) Enzimas:

– Estreptoquinasas: responsable de eliminar el coágulo de fibrina. Induce una reacción antigénica.

– Hialuronidasas: hidroliza el ácido hialurónico del tejido conjuntivo facilitando la invasión del microorganismo.

— Desoxirribonucleasa estreptocócica: es una DNAsa, es decir, despolimeriza el ADN.

Las patologías que provocan son muy variadas por los distintos factores de virulencia de los que disponen. Estas patologías pueden ser tanto supurativas como no supurativas. Pueden provocar anginas o faringitis (la escarlatina es una complicación de ésta) sobretodo en niños. Si no se trata correctamente pueden evolucionar a meningitis, otitis, fiebres reumáticas, glomerulonefritis o bacteriemia.

En el ámbito hospitalario, un paciente puede contagiarse por esta bacteria por el tracto respiratorio, por una mala manipulación de una quemadura, por una incisión quirúrgica o por superficies contaminadas. El lavado de manos y uso de guantes (sobretodo si se va a realizar la cura de una quemadura), el uso de mascarilla y pantalla facial, la limpieza y desinfección del material quirúrgico y de las superficies próximas al paciente son algunas de las medidas a tomar para evitar una infección nosocomial.

STREPTOCOCCUS AGALACTIAE

Es una bacteria beta hemolítica que puede producir infecciones graves en neonatos. Presenta una cápsula compuesta de polisacáridos que junto con la hemolisina es su principal factor de virulencia.

Los recién nacidos pueden contraer la bacteria en el momento del parto por contagio materno pudiendo provocar un parto prematuro y diversas patologías como meningitis o sepsis llegando incluso a la muerte del neonato.

Para detectar la bacteria se realiza una toma de muestra vaginal y rectal 5 semanas antes del parto y se realiza un cultivo con cada una de las muestras. Si la prueba a la madre es positiva se le deberá suministrar antibióticos horas antes del parto.

STREPTOCOCCUS FAECALIS

Son estreptococos del grupo D. Habitan en el tracto gastrointestinal de animales de sangre caliente, por tanto es un indicador de contaminación fecal. También se pueden encontrar en la vagina o en el meato urinario.

Son microorganismos comensales(14) de baja virulencia que ocasionalmente pueden ser patógenos para pacientes inmunodeprimidos o en pacientes hospitalizados de larga duración. La infección en la comida por esta bacteria indicará una falta de higiene o una conservación deficiente de los alimentos.

Esta bacteria puede causar:

- Infección del tracto urinario a través de catéteres.

- Bacteriemia provocada por quemaduras, dispositivos intravasculares, cirugías o tratamiento con corticoesteroides.

- Infecciones en neonatos.

- Infecciones de la piel provenientes de heridas quirúrgicas o heridas de decúbito.

- Infecciones intraabdominales o pélvicas, en pacientes sometidos a un trasplante.

- Endocarditis como resultado de una bacteriemia.

Son unos de los principales causantes de las infecciones nosocomiales y en menor medida, de bacteriemias. Al estar presente en el tracto gastrointestinal, tanto el personal sanitario como los pacientes actúan como reservorios de la bacteria. Pueden sobrevivir en superficies, textiles (batas, pijamas, sábanas,...) o material sanitario (termómetros, tensiómetros,...) actuando como medios de transmisión de la bacteria. Un lavado de manos con jabón antimicrobiano o alcohólico, la limpieza correcta del material sanitario o la toma de medidas preventivas necesarias que debe adoptar el personal sanitario, son medidas esenciales para controlar la diseminación de la bacteria. El problema que causa es que ha creado resistencia a casi todos los antibióticos lo que complica un tratamiento eficaz.

CLOSTRIDIUM SPP.

Características generales de los clostridios:

- Bacilo Gram positivo.

- Anaerobios estrictos, alguna especie es aerotolerante.

- Generalmente flagelados con disposición perítrica que le confieren movilidad.

- No capsulados excepto *Chlostridium perfringens*.

- Forma esporas ovoides en su medio natural, rara vez en medios de cultivo. Ésta le confiere una alta resistencia a los agentes externos.

- Catalasa negativo.

Están ampliamente distribuidos por el medio, en suelos y aguas, perteneciendo a la flora normal del intestino grueso. Cuando invaden otras zonas provocan graves infecciones (botulismo, gangrena gaseosa, tétanos,...). Las dos bacterias principales causantes de infecciones nosocomiales son:

- *Clostridium difficile* causa multitud de infecciones hospitalarias.

- *Clostridium perfringens* también llega a provocar infecciones nosocomiales pero en menor cantidad.

CLOSTRIDIUM DIFFICILE

Es un bacilo Gram positivo formador de esporas y anaerobio estricto; muy extendido en el suelo, apareciendo en la flora intestinal normal del 4% de la población sana. Su patogenicidad radica sobretodo en la producción de toxinas:

- Enterotoxina A: responsable de diarreas y de la lesión de la mucosa.

- Citotoxina B: causa la destrucción del enterocito (células epiteliales del intestino).

- Hialuronidasa: hidroliza el ácido hialurónico y facilita su expansión.

- Factores de adhesión: favorece la unión a las células de los tejidos circundantes.

En individuos que presentan una flora intestinal normal rara vez va a ocasionar problemas, pero en pacientes tratados con antimicrobianos se puede favorecer indirectamente que el bacilo se desarrolle y origine la enfermedad. En niños pequeños puede invadir el colon pero es raro que ocasione signos clínicos, debido a la inmadurez de los receptores de la toxina.

La enfermedad que produce consiste en una diarrea que puede ser sanguinolenta acompañada de dolores, cólicos, fiebre y leucocitosis. Además es la responsable de la inflamación del colon y formación de una pseudomembrana constituida por fibrina, leucocitos y células necrosadas.

Se transmite de persona a persona por vía fecal-oral, superficies, material sanitario, textiles o las manos. Para evitar la infección nosocomial habría que atender al lavado de manos y uso de guantes, limpieza y desinfección de superficies y de instrumentalización. Para eliminar las esporas, el uso de desinfectantes clorados son los que presentan mayor eficacia.

CLOSTRIDIUM PERFRINGENS

Es uno de los patógenos bacterianos con mayor distribución en el medio ambiente ya que puede ser encontrado en aguas, suelos y en la flora intestinal de animales y humanos (incluso en el cuello uterino de las mujeres). Existen cinco tipos de Clostridium perfringens dependiendo el tipo de toxinas que tengan. A diferencias de otros clostridios:

- Es inmóvil.

- Capsulado.

- Forma esporas muy resistentes a desinfectantes y a la ebullición, lo que origina infecciones alimentarias. Éstas rara vez las encontramos en los cultivos de laboratorio.

- Produce grandes cantidades de hidrógeno y anhídrido carbónico que le da nombre a la gangrena gaseosa.

Factores de virulencia:

- Toxina alfa: produce necrosis masiva de las células circundantes.

- Toxina beta: produce necrosis pero en menor medida.

- Toxina epsilon: responsable del edema de la inflamación.

- Toxinas que destruyen el colágeno y la pared de vasos sanguíneos.

- Enterotoxina: provocan procesos diarreicos y dolor abdominal por contaminación alimentaria.

La gangrena gaseosa se desarrolla en heridas graves y sucias, siendo muy común en las guerras. En cirugía abdominal también puede aparecer ya que el *Clostridium perfringens* forma parte de la flora habitual de la vesícula biliar.

Las esporas contaminan la herida y comienzan rápidamente a germinar y multiplicarse, apareciendo la enfermedad en pocas horas. Para que las esporas germinen necesitan condiciones favorables de anaerobiosis:

- Bacterias aerobias que consuman el oxígeno.

- Presencia de cuerpos extraños.

- Compresión vascular.

La liberación de la toxina alfa origina la destrucción del tejido circundante, originando una zona necrótica muscular que favorecerá la colonización bacteriana. La fermentación de los hidratos de carbono origina gas en los tejidos subcutáneos. Si la enfermedad progresa se origina una mayor permeabilidad vascular que puede dar lugar a una bacteriemia, que sin tratamiento adecuado puede ser mortal.

Puede aparecer en casos de aborto si no se práctica un legrado eficaz, ya que puede invadir el tejido necrótico pudiendo llegar a producir una septicemia.

Una cura deficiente de una herida puede llegar a producir una infección nosocomial por *Clostridium perfringens* por lo que el personal médico debería tomar las medidas profilácticas adecuadas para evitar la contaminación.

PSEUDOMONAS AERUGINOSA

Forma parte de la flora normal del organismo, colonizando zonas húmedas como la piel de las axilas, región perineal, mucosas, faringe y heces. Rara vez ocasiona enfermedades primarias en el ser humano ya que suele actuar de forma oportunista en pacientes inmunodeprimidos por neoplasias, quemaduras, traumatismos, … convirtiéndose en un patógeno peligroso. Características:

- Bacilo.

- Gram negativo.

- Aerobio facultativo.

- Patógeno oportunista.

- Con un flagelo polar, aunque puede tener hasta 3.

- Con fimbrias que usa como pilis sexuales o para la adhesión a superficies.

- Puede tener una pseudocápsula denominada limo constituida por polisacáridos.

- Beta hemolíticos.

- Presenta 4 pigmentos: piocianina, fluoresceína, piorrubina y piomelanina.

- Las heridas producidas por una infección cutánea desprende un olor afrutado característico.

Tiene una gran capacidad para vivir en ambientes húmedos (agua, plantas y tierras húmedas) con poca cantidad de nutrientes, lo que le convierte en una de las principales causas de contaminación de multitud de sistemas usados normalmente en el medio hospitalario: humidificadores de respiradores, aire acondicionado,… incluso se ha encontrado en determinados medicamentos y desinfectantes.

Los mecanismos de transmisión de la bacteria son: el instrumental quirúrgico, los respiradores, los catéteres, las manos del personal sanitario, inhalación de bioaerosoles o gotas de agua o fluidos.

Factores de virulencia:

– Gracias a las fimbrias pueden adherirse al epitelio y los flagelos le permite moverse facilitando la infección.

– La pseudocápsula le proporciona toxicidad y ayuda también a la adhesión.

– La piocianina oxida nucleótidos como NADPH sometiendo a la célula a un estrés oxidativo.

– La Fluoresceína se une al hierro siendo capaz de desplazarlo de su unión a la transferrina.

– Fosfolipasas producen hemólisis.

– Proteasas proporciona adhesión a los tejidos, produce necrosis y bloquean a las inmunoglobulinas IgG e IgA.

– Citotoxinas que destruyen leucocitos.

– Antigeno O le confiere protección inmunológica.

– Un exopolisacárido mucoide que proporciona adherencia y protección contra antibióticos.

La infección en pacientes ingresados con las defensas bajas puede localizarse en cualquier punto, siendo posible la expansión desde esta infección local a cualquier parte por vía hemática. Las infecciones más comunes son:

- Infección del tracto respiratorio: se suele producir en pacientes hospitalizados con diagnóstico grave por politraumatismos, fallo cardíaco o enfermedad obstructiva crónica. El cuadro clínico es muy grave con un índice de mortalidad elevado.

En los pacientes de UCI que presenten respiración asistida y tratamiento con antibióticos, la *Pseudomonas aeruginosa* va a encontrar las condiciones ideales para poder infectar al paciente. Una vez producida la invasión originan necrosis alveolar, invasión vascular y bacteriemia.

- Infecciones urinarias: en pacientes sometidos a manipulaciones con sondas vesicales las infecciones por *Pseudomonas aeruginosa* son muy frecuentes, ya que éstas le sirven como puerta de entrada y además presenta una gran facilidad para adherirse al endotelio vesical.

Las infecciones urinarias están íntimamente relacionadas con las infecciones sanguíneas, siendo posible que una infección urinaria origine una bacteriemia y viceversa.

- Infecciones oculares: en intervenciones oculares, la incisión en la córnea puede ser la puerta de entrada para la bacteria, produciendo infecciones en la zona. Al ser un órgano poco vascularizado, la respuesta inmune es más lenta lo que ocasiona una proliferación de la bacteria en poco tiempo, afectando a la córnea y pudiendo ocasionar una perforación y ceguera.

- Infecciones osteo-articulares: causadas por intervenciones quirúrgicas en una articulación o en incisiones próximas a una.

Otras posibilidades de infección son la presencia de una bacteriemia o intervenciones quirúrgicas en la articulación.

- Infecciones cutáneas: dada su facilidad para sobrevivir en medios húmedos suele ocasionar epidemias de infecciones cutáneas si aparece en piscinas o duchas públicas, ocasionando erupciones cutáneas.

Estas infecciones no difieren del resto causadas por otras bacterias, siendo característicos los pigmentos y el olor de esta especie.

En los quemados ocasiona graves problemas, complicando mucho el tratamiento a seguir.

Una manifestación clínica característica es el ectima gangrenoso (infección cutánea producida por esta bacteria) que ocasiona necrosis del tejido.

- Bacteriemias: son difíciles de distinguir de las causadas por otras bacterias Gram negativas, excepto cuando viene acompañada del ectima gangrenoso.

Tienen una frecuencia y una mortalidad elevada.

- Infecciones gastrointestinales: puede ocasionar infecciones desde la orofaringe hasta el recto. Es especialmente peligrosa en pacientes sometidos a quimioterapia y tratamiento con antibióticos de amplio espectro.

Suele cursar con diarrea, fiebre y dolores musculares.

- Endocarditis: llega por vía intravenosa al endocardio y se adhiere a él, provocando la invasión con una mortalidad elevada.

Establecer una profilaxis efectiva contra *Pseudomonas aeruginosa* es complicado por las características de la bacteria. Se deberán de adoptar las precauciones estándar y de contacto:

– Limpieza, desinfección o esterilización de superficies, material quirúrgico y sanitario en general.

– Lavado de manos antes y después de la jornada laboral, al quitarse los guantes o al tocar superficies contaminadas.

– La visita del personal sanitario a un paciente inmunodeprimido o de estancia prolongada debe de ir acompañada de la toma de medidas preventivas necesarias para evitar la transmisión de éste u otros microorganismos.

ENTEROBACTERIAS

También denominados coliformes, son un grupo de bacterias que forman parte de la microbiota habitual del intestino y de otros órganos del ser humano y otras especies animales, aunque también pueden vivir en tierra y plantas. Son importantes en la industria alimentaria ya que algunas especies se usan para producir quesos, medicamentos, etc.

Características generales:

— Gram negativos.

— Mayormente bacilos (alargados), en menor medida cocobacilos (forma entre cocos y bacilos).

— Anaerobios facultativos.

— Oxidasa negativos.

— Catalasa positivos.

— Fermentadores de carbohidratos.

— Muchos usan flagelos para moverse, otros no disponen de ellos.

— Pueden presentar cápsula.

— No forman esporas.

En el intestino se encuentra de forma mayoritaria en el colon. A parte del intestino también puede encontrarse como flora habitual de la boca, zona perineal, fosas nasales y tracto genitourinario.

Aunque son generalmente comensales, hay especies que mantienen una relación mutualista con el hospedador, éstas se van a alimentar de fibra y otros nutrientes y nos aportan vitaminas, minerales y otras sustancias. También realizan una función de defensa ya que actúa de barrera impidiendo la adhesión a la pared intestinal de microorganismos potencialmente patógenos.

Enterobacterias que causan infecciones nosocomiales:

- *Klebsiella pneumoniae*

- *Proteus sp.*

- *Escherichia coli*

- *Serratia marcescens*

KLEBSIELLA PNEUMONIAE

Bacteria patógena oportunista inmóvil y fermentadora de lactosa. Son comensales del tracto gastrointestinal y de las vías respiratorias superiores.

Causa infecciones nosocomiales en las vías urinarias, en heridas quirúrgicas, neumonías y bacteriemia; siendo neonatos y pacientes inmunodeprimidos susceptibles de contraer una infección por esta bacteria.

Las infecciones por *Klebsiella pneumoniae* son un problema muy grave ya que causa epidemias por su elevada resistencia a antibióticos, sobretodo a los betalactámicos, pudiendo causar mortalidad hasta en el 50% de los casos. Incluso con las medidas preventivas ya vistas para otros microorganismos: lavado de manos, desinfección de material quirúrgico, aislamiento de infectados y cohortización(15),... El control de la infección y evitar la diseminación es difícil de lograr.

PROTEUS SP.

Algunas especies tienen motilidad, son fermentadoras de glucosa, no presentan cápsula y son ureasa positivos. Se encuentran en aguas residuales, en materia orgánica en el suelo y como flora comensal del tracto intestinal.

Es un patógeno oportunista que produce infecciones urinarias, cutáneas, diarreas, neumonías u otitis.

Factores de virulencia:

- Flagelos: perítricos que le confieren una alta movilidad lo que le facilita la invasión del epitelio.

- Fimbrias: permite la adhesión al epitelio.

- Hemolisinas citotóxicas.

- Proteínas de membrana específicas.

- Proteasas que bloquean a la IgA e IgG.

- Ureasa: produce amoniaco que conlleva la producción de cristales, que pueden causar la obstrucción de los catéteres.

- Tiene un característico crecimiento en forma de ondas si es sembrado en agar sangre

Hay 3 especies que pueden causar infecciones nosocomiales:

- *Proteus mirabilis*

- *Proteus vulgaris*

- *Proteus penneri*

Las diferencias entre las 3 especies es escasa (producción de indol a partir de triptófano, tipo de azúcar que fermenta o antibióticos a los que son sensibles).

Las tres especies producen enfermedades nosocomiales en pacientes ingresados en cuidados intensivos o inmunodeprimidos, produciendo infecciones sobre todo del tracto urinario, seguido de la infección por heridas quirúrgicas, infecciones del tracto respiratorio y bacteriemias en menor medida.

Proteus mirabilis es la causante de un mayor número de infecciones nosocomiales, siendo *Proteus penneri* la que menos.

La prevención contra las infecciones por Proteus es similar a las de otras enterobacterias: limpieza y desinfección de manos, superficies y de material quirúrgico, sondas,...

ESCHERICHIA COLI

Es la bacteria más abundante del tracto gastrointestinal de los mamíferos. Por norma general no es patógena, llegando incluso a ayudarnos en la digestión de alimentos y proporcionarnos vitamina K y B. En individuos inmunodeprimidos puede producir infecciones de diversa gravedad.

Algunas cepas son capaces de formar antígeno O y K que le confieren propiedades antifagocitarias y de resistencia frente a bactericidas.

Hay seis tipos de *Escherichia coli* en función de los factores de virulencia y los síntomas que provocan:

1) Enteropatogénica:

– Con fimbrias que facilitan su adhesión al epitelio del intestino.

– Una adhesina denominada intimina que destruye las microvellosidades intestinales disminuyendo la superficie de absorción de nutrientes y produciendo diarreas.

Produce cuadros diarreicos especialmente en niños y lactantes.

2) Enterotoxigénica. Es la variante principal causante de diarreas en neonatales:

– Se adhiere al epitelio a través de las fimbrias y producen dos tipos de enterotoxinas:

– Toxinas termolábil que aumentan la secreción de calcio e inhibe la reabsorción de cloruro de sodio.

– Toxinas termorresistentes que aumentan la secreción de cloro y agua..

Son la causa más frecuente de diarrea del viajero. Es una diarrea no sanguinolenta que no produce afecciones graves pero que puede tener complicaciones si no se trata la pérdida de agua.

3) Enteroinvasiva:

No disponen de flagelos. Se adhieren a la mucosa del colon mediante adhesinas y se introducen en las células del epitelio, donde se reproducen e invaden a otras células, induciendo la liberación masiva de calcio (pudiendo causar artritis) y produciendo diarreas sanguinolentas en niños y adultos.

4) Enterohemorrágica:

También denominada E. coli productora de toxina shiga. Ésta va a dañar el epitelio intestinal provocando diarreas graves con sangre o sin sangre. Otros síntomas que pueden aparecer:

- Cólicos abdominales.

- Poco o nada de fiebre.

- Fatiga

- Náuseas.

- Síndrome urémico hemolítico causante de una disminución de la micción, insuficiencia renal y anemia por disminución del número de glóbulos rojos.

También se asocia una trombocitopenia(16) a la infección por este grupo.

5) Enteroagregativa:

- Presenta una fimbria o adhesina flexible llamada fimbria de adherencia agregativa. Ésta causa la aglutinación de células en cultivos de tejidos lo que se utiliza para el diagnóstico.

- Producen una toxina denominada toxina enteroagregativa estable.

- Producen hemolisinas.

Puede causar brotes o casos aislados de diarrea persistente sin sangre y con moco.

6) De adherencia difusa:

La capacidad de adherencia la otorga una fimbria y una proteína de membrana.

Causan diarreas sin sangre sobre todo en niños inmunológicamente no desarrollados o malnutridos.

El lavado de manos es esencial para prevenir la infección intrahospitalaria por *Escherichia coli* seguido de la desinfección de superficies próximas al paciente.

SERRATIA MARCESCENS

Aunque es una enterobacteria saprófita del intestino, también se puede encontrar en el medio ambiente especialmente en zonas húmedas.

Características:

- Móviles.

- Fermentan lentamente la glucosa y la lactosa.

- Utilizan citrato como fuente de energía.

- Resistente a algunos antisépticos. Se han reportado brotes epidémicos por *Serratia marcercens* en lotes de clorexhidina al 2% contaminada.

Provoca infecciones urinarias, respiratorias, en heridas quirúrgicas, conjuntivitis y queratitis (infección en la córnea) en pacientes inmunodeprimidos o con diabetes, neoplasias,... llegando a producir bacteriemias.

El principal método de transmisión es de persona a persona por lo que es necesario una correcta higiene de las manos o el uso de mascarillas o protectores faciales para el personal sanitario que tengan contacto con pacientes, así como la asepsia de material quirúrgico que evitará la infección de heridas quirúrgicas.

LEGIONELLA PNEUMOPHILA

Es una bacteria que vive en aguas estancadas con una temperatura superior a los 35ºC. Son responsables de enfermedades comunitarias y hospitalarias. Características:

- Gram negativas.

- Aeróbicas.

- Presentan un flagelo para desplazarse.

- Catalasa positivo.

- Oxidasa positivo.

La infección que produce se denomina legionelosis, ésta puede ser:

a) De carácter leve, se caracteriza por fiebre suave y dolores musculares durante una semana. Se conoce como fiebre de Pontiac.

b) De carácter grave produciendo una neumonía atípica denominada enfermedad del legionario. Sus síntomas son fiebre alta, fatiga, dificultad para respirar, posibilidad de diarreas y dolores musculares.

El contagio se produce por vapor de agua contaminado por la bacteria. Este vapor proviene de instalaciones de edificios como aires acondicionados, sistema de agua caliente, humidificadores,...

El contagio no se produce de persona a persona, ni por beber o comer alimentos contaminados incluso hay personas que no se contagian en presencia de la bacteria. La infección nosocomial se produce por las instalaciones de aire acondicionado de los hospitales donde la bacteria encuentra agua estancada y temperaturas elevadas que facilitan su proliferación. Para evitarlo hay que realizar los controles marcados por la ley en las instalaciones que lo requieran. Estos controles van desde mantener las instalaciones limpias, bien conservadas y con un funcionamiento correcto, hasta la desinfección de las aguas con cloro. Además, se ha de llevar un control de temperatura, pH, conductividad, turbidez, cloro, hierro total y recuento total de bacterias aerobias. Cuando estos controles se salgan de los parámetros correctos establecidos, se tendrán que llevar a cabo las acciones necesarias para que vuelvan a los valores óptimos.

VIRUS NOSOCOMIALES

VIRUS RESPIRATORIO SINCITIAL

Es un virus helicoidal con envoltura de ARN de una cadena. Presenta proteínas en su envoltura que hacen que se fusionen las membranas plasmáticas de las células próximas formando una especie de célula multinucleada. La padecen sobre todo niños aunque se ha visto un aumento de casos en personas de edad avanzada.

Los síntomas de la enfermedad por norma general son los de un resfriado común pero puede tener complicaciones como bronqueolitis, pudiendo necesitar ingreso hospitalario en cuadros más graves. En raras ocasiones puede provocar la muerte, especialmente en bebés prematuros o con problemas inmunitarios.

Una vez pasada la infección puede volver a contagiarse ya que el organismo no genera inmunidad contra el virus.

La principal causa de contagio es por vía aérea de persona a persona por lo que el empleo de la mascarilla o la protección facial son las mejores maneras de evitar la infección.

VIRUS HEPATITIS A

Es un virus icosaédrico de ARN con envoltura proteica. Tiene una gran resistencia a temperaturas altas (55°C) y bajas (-20°C), a productos químicos, a agentes físicos que desnaturalizan como el éter. Otra parte de su peligrosidad radica en la facultad para vivir durante muchos meses en el ambiente. El virus ataca a los hepatocitos del hígado provocando fiebre, nauseas, vómitos, diarreas blancas, ictericia, ...

El virus se puede detectar ya sea por un cultivo viral acompañado de pruebas diagnósticas bioquímicas para determinar si hay alteraciones en los valores de los marcadores hepáticos.

La vía de contagio es oral-fecal, ya sea por las manos, por alimentos o bebidas contaminadas por el virus, por lo que la limpieza de manos y de las superficies próximas a pacientes ingresados son las medidas más favorables para evitar la propagación.

VIRUS DE LA HEPATITIS C

Es un virus de ARN monocatenario de simetría helicoidal, presenta una envoltura lipoprotéica de doble capa que rodea la nucleocápside. Ésta a su vez está formada por las proteínas del core vírico. La hepatitis aguda en la mayoría de las ocasiones es asintomática y cronifica en el 80% de los casos, pudiendo desarrollar cirrosis y posteriormente cáncer.

Los síntomas más habituales son:

- Disminución del apetito.

- Náuseas.

- Pérdida de peso.

- Ictericia.

La hepatitis C se contrae en el hospital por manipulación de sangre contaminada o el uso de instrumental médico contaminado con el virus. Otra forma es mediante una transfusión de sangre de una persona contagiada aunque este método de contagio ha desaparecido gracias a los controles que se realizan a la sangre procedente de donaciones.

Las buenas prácticas sanitarias evitan accidentes que pueden provocar el contagio involuntario con este virus.

CITOMEGALOVIRUS

Es un herpesvirus de ADN de doble cadena envuelto de una cápside icosaédrica y ésta a su vez envuelta por una envoltura de glucoproteínas que son las que usa el virus para anclarse a la célula. Una vez infectada la célula, ésta aumenta de tamaño. A las células infectadas se las denomina citomegálicas.

Es capaz de vivir en un estado de latencia en el organismo hospedador sin desarrollar síntomas como:

- Fiebre.

- Astenia[17].

- Ganglios inflamados.

Estos síntomas pueden aparecer cuando el hospedador presenta una inmunodeficiencia

El contagio se produce a través de líquidos corporales como saliva, orina, semen, sangre, lágrimas y leche materna. En un hospital hay que extremar las precauciones cuando se manipulen líquidos biológicos, siendo la limpieza de manos y de superficies las principales medidas para impedir la transmisión.

METAPNEUMOVIRUS

Es un virus de ARN monocatenario ampliamente expandido por el mundo. Suele causar infecciones con una sintomatología leve excepto en niños, ancianos y pacientes inmunodeprimidos en los que puede causar bronqueolitis, pudiendo derivar en una neumonía. Los síntomas son parecidos a los de virus respiratorio sincitial:

- Congestión nasal.
- Fiebre.
- Sibilancias(18).
- Rinofaringitis.
- Secreciones nasales.

La principal vía de contagio son las secreciones respiratorias. Dado que normalmente es asintomático en personas sin patologías, el personal sanitario debe de tomar las medidas necesarias (sobretodo la mascarilla) para evitar la propagación del virus, siempre que se sospeche que pueda estar contagiado.

ENTEROVIRUS

Son virus de ARN monocatenario con estructura icosaédrica sin envoltura. Hay una gran variedad de enterovirus que mayoritariamente causan enfermedades leves en bebés, niños y adolescentes; los adultos no suelen contagiarse ya que han desarrollado defensas contra estos virus por contacto previo. Causan lo que se conoce como "gripe de verano" y también erupciones como la fiebre aftosa humana. Algunos pueden causar enfermedades graves como la polio aunque gracias a las vacunas la incidencia es muy baja.

La transmisión suele producirse por contacto directo con secreciones respiratorias o por vía fecal-oral de superficies contaminadas.

Los síntomas generales son:

- Fiebre.

- Flujo nasal, tos, estornudos pudiendo causar problemas respiratorios.

- Nauseas y vómitos.

- Diarreas.

- Dolores musculares.

- Llagas rojas en la boca en la fiebre aftosa.

En los casos más graves causa miocarditis, hepatitis, conjuntivitis, meningitis, neumonía o parálisis muscular.

El lavado de manos, la limpieza de superficies y el uso de pantallas faciales y mascarillas, son las medidas a adoptar para evitar una enfermedad nosocomial.

RINOVIRUS

Es un virus icosaédrico de ARN monocatenario rodeado por la cápside. Tienen una distribución universal y son los causantes del resfriado común. Los síntomas más comunes son:

- Rinitis(19).

- Faringitis.

- Congestión nasal, estornudos y tos.

- Mialgia(20).

- Fatiga.

- Malestar general.

- Cefalea.

- Debilidad muscular.

- Pérdida del apetito.

La transmisión puede ser por dos vías: respiratoria y por superficies contaminadas.

Las medidas a adoptar para evitar enfermedades nosocomiales son las mismas que las de otros virus respiratorios: lavado de manos, protección con mascarilla, limpieza y desinfección de superficies, equipos y materiales

ADENOVIRUS

Es un virus respiratorio de estructura icosaédrica, con ADN bicatenario y rodeado por una cápside. Tiene una elevada capacidad para contagiar provocando infecciones de vías respiratorias. Síntomas:

- Tos.

- Fiebre.

- Dolor de garganta.

- Conjuntivitis.

- Gastroenteritis.

- Bronquitis.

- Neumonía.

Se transmite por contacto directo a través de secreciones respiratorias o por vía fecal-oral, por lo que las medias a adoptar para evitar un contagio en el ámbito hospitalario son las mismas que las de otros virus respiratorios.

SARS-COV-2

Es un virus esférico de ARN monocatenario envuelto por una bicapa lipídica responsable de la pandemia originada en Wuhan y conocida como COVID-19. Provoca infecciones similares a los de un resfriado común hasta el síndrome respiratorio agudo grave.

Uno de los problemas que presenta es el tiempo de incubación hasta que aparecen los primeros síntomas. En ese tiempo, ya se puede contagiar el virus. Por norma general, los síntomas del virus desaparecen a los pocos días, aunque en personas mayores, inmunodeprimidas, con patologías como diabetes, con afecciones cardíacas o pulmonares u obesas puede evolucionar la enfermedad y llegar a ser mortal.

Aunque la principal complicación que puede presentar un infectado por el virus es de tipo respiratorio, otro de los graves problemas que provoca es la formación de coágulos que puede dar lugar a una embolia o una trombosis hasta 6 meses después del contagio.

Los síntomas son muy variados y pueden confundirse con los de otros virus respiratorios como los del resfriado común o la gripe :

- Fiebre.

- Tos.

- Dolor en el pecho.

- Anosmia(21).

- Ageusia(22).

- Vómitos.

- Diarrea.

- Malestar general.

- Astenia.

- Neumonía.

El virus tiene una gran capacidad para mutar por lo que los síntomas o las afecciones que provocan van variando con el paso del tiempo

Se propaga por contacto directo con secreciones respiratorias, ya sea por tos o estornudos, incluso al hablar se puede desprender pequeñas gotas con la capacidad de infectar a otra persona. También se puede contagiar por contacto con superficies contaminadas con el virus ya que este puede mantenerse intacto durante varios días.

Para evitar una infección nosocomial por este virus hay que poner el foco en el lavado de manos, la protección facial ya sea con mascarillas o pantallas y una limpieza de superficies efectiva y continua. No hay que olvidar que las vacunas ayudaron a contener aun más la propagación por lo que fueron y son esenciales.

Aunque el virus no ha desaparecido, gracias a las vacunas, la concienciación social y las medidas de protección, se le considera un virus estacional asociado a temperaturas y humedad bajas, aunque se puede contraer en cualquier época del año.

HONGOS NOSOCOMIALES

CANDIDA SPP.

Es un hongo unicelular de tipo levadura que forma parte de la microbiota habitual del aparato digestivo, respiratorio y genitourinario comportándose como un organismo comensal. Cuando un individuo se encuentra comprometido inmunológicamente o cuando la acción de los antibióticos elimina la microbiota de una zona permitiendo el crecimiento del hongo, *Candida* puede comportarse como un patógeno oportunista y producir una candidiasis que puede ser vaginal, oral, intestinal o de piel.

La candidiasis es la infección por hongos más común en el ámbito hospitalario. La principal causa de infección es endógena aunque también puede transmitirse por material hospitalario infectado, por el personal sanitario o por otros pacientes. Hay una serie de factores condicionantes que facilitan la infección por *Candida*:

- Edad: menor de 1 año y mayor de 65 son mas propensos a contagiarse.
- Enfermedades como diabetes, cirrosis, malnutrición,...
- Estancia prolongada en la UCI.
- El uso de catéteres vesicales.
- Ventilación mecánica.
- Transfusiones múltiples.
- Cirugía gastrointestinal.
- Toma de antibióticos de amplio espectro.
- Toma de esteroides intravenosos.
- Tratamiento de hemodiálisis.

Cuando la infección está en la sangre se denomina candidiasis y si llega a otras partes del cuerpo como los ojos, hígado o riñón se llama candidiasis invasiva. Los síntomas de candidiasis dependen de la localización de la infección e incluyen disfagia(23), lesiones cutáneas y mucosas, ceguera, síntomas vaginales como prurito, ardor, flujo, fiebre, shock, oliguria(24), insuficiencia renal y coagulación intravascular diseminada. Una infección en la piel es fácilmente tratable, el problema surge cuando alcanza otros órganos.

La mayor parte de los casos de candidiasis los provoca *Candida albicans*. En niños, la infección mas habitual es por *Candida parapsilosis*.

El contagio por *Candida* spp. en un centro hospitalario se debe a un ineficiente lavado de manos o por la colocación de un catéter venoso central contaminado. Tanto el lavado de manos como la correcta manipulación y descontaminación del material del hospital son importantes a la hora de evitar una candidiasis nosocomial.

CRYPTOCOCCUS NEOFORMANS

Es un hongo encapsulado que crece como organismo unicelular pero que cuando va a replicarse lo hace de forma filamentosa. Se encuentra distribuido por todo el mundo, sobretodo en suelos y en excrementos de aves. La infección se produce cuando se inhala las esporas del hongo.

La mayor parte de las infecciones son asintomáticas, otros casos presentan síntomas respiratorios leves:

- Dolor torácico pleurítico.

- Disnea(25).

- Fiebre.

- Tos.

- Expectoración en casos más graves.

En individuos inmunodeprimidos (por VIH, linfoma de Hodgkin, sarcoidosis, medicamentos o cáncer) puede extenderse al sistema nervioso central provocando meningitis criptocócica y en la piel criptococosis cutánea (provocando pápulas, vesículas, nódulos subcutáneos,...). También puede diseminarse a otros órganos como los huesos, articulaciones, hígado, bazo riñones y próstata, causando pocos síntomas.

Las medidas más eficaces para evitar enfermedades nosocomiales pasan por la limpieza y desinfección de instalaciones, equipos y material hospitalario. La limpieza del suelo usando métodos húmedos evitará la generación de polvo y aerosoles que contengan el virus.

PNEUMOCISTIS JIROVECII

Es un hongo unicelular que puede vivir en el aparato respiratorio de las personas (somos la única especie que parasita). Se comporta como un patógeno oportunista y no puede vivir fuera del pulmón del hospedador.

No produce enfermedades en individuos sanos, sólo cuando el sistema inmunitario esté comprometido (por virus como el VIH o por medicamentos inmunosupresores) podrá causar una infección.

Los síntomas no son muy específicos siendo parecidos a los de una neumonía.

— Fiebre.

— Tos.

— Temblores.

— Expectoración sanguinolenta.

— Incremento del ritmo respiratorio y cardíaco.

— Disnea.

— Pérdida de peso.

El tipo de transmisión del hongo es aérea por lo que la mascarilla y las pantallas faciales para el personal sanitario son fundamentales sobretodo si el paciente tiene el sistema inmunitario debilitado.

ASPERGILLUS SPP.

Es un hongo filamentoso que se encuentra formado por hifas tabicadas. Puede tener reproducción sexual (con formación de ascosporas) y asexual con formación de conidios. Generalmente se encuentra en suelos con material orgánico en descomposición aunque también puede desarrollarse en ambientes con humedad, pudiendo crecer en los conductos de climatización de los hospitales. Esto ha provocado que se haya tenido que desalojar unidades de cuidados intensivos de hospitales al detectar el hongo en sus conductos.

Rara vez causa patologías en el ser humano pero se puede comportar como patógenos oportunistas en individuos inmunodeprimidos. Al contrario que los anteriores, no causan enfermedades a infectados por VIH. Hay 40 especies que causan enfermedades en los seres humanos siendo la más común *Aspergillus fumigatus* (85%), *A. flavus* (5-10%), *A. niger* (2-3%) y *A. terreus* (2-3%).

Puede causar patologías en los pulmones, en las uñas (onicomicosis) o en el oído externo (otomicosis). Además son productores de micotoxinas que pueden complicar la infección. Los síntomas dependen de la zona que esté infectando:

- Fiebre y escalofríos.

- Tos con sangre.

- Falta de aire.

- Dolores en el pecho o articulaciones.

- Dolores en la cabeza.

- Lesiones en la piel.

La vía de transmisión en el ambiente sanitario es aérea, hay que controlar las zonas que puedan acumular humedad ya que es un factor fundamental para su desarrollo; también evitar el enmohecimiento de materia orgánica. La principal medida es la limpieza y desinfección de superficies, equipos y materiales así como realizar los controles higiénicos necesarios (por empresas especializadas) para evitar que el hongo colonice los conductos de climatización del edificio. Las manos también pueden ser una vía de transmisión por lo que el lavado de manos o el uso de guantes evitaría la diseminación del hongo.

GLOSARIO DE TERMINOS

(1) Gotitas de flügge: partículas diminutas que emitimos al hablar, respirar, toser o estornudar.

(2) Leucopenia: disminución en el número de glóbulos blancos que hace más propenso a las infecciones a la persona que lo padece.

(3) Esputo: secreción producida en el tracto respiratorio.

(4) Corioamnionitis: infección de la placenta y del líquido amniótico.

(5) Neutropenia: disminución en el número de neutrófilos.

(6) Aerobio: se dice de un organismo que puede vivir y desarrollarse en presencia de oxígeno.

Aerobio facultativo: puede vivir o no en presencia de oxígeno.

Anaerobio: no puede vivir en presencia de oxígeno.

(7) Catalasa: enzima que le confiere a un microorganismo la capacidad de hidrolizar el peróxido de hidrógeno.

(8) Patógeno oportunista: organismo que sólo produce infecciones a individuos con el sistema inmunológico comprometido.

(9) Hemólisis: capacidad de algunos microorganismos para producir la muerte de los glóbulos rojos. Al sembrarlos en agar sangre se distinguen 3 tipos de hemólisis:

Alfa: produce hemólisis parcial y la zona de crecimiento aparece rodeada de un halo verde.

Beta: produce hemólisis total y la zona de crecimiento aparece rodeada de un halo transparente.

        Gamma: no produce hemólisis.

(10)   Eritema: lesión cutánea que se caracteriza por enrojecimiento de la piel.

(11)   Osteomielitis: infección de los huesos.

(12)   Oxidasa: enzima que cataliza una reacción de oxidación-reducción empleando oxígeno molecular como aceptor final de electrones.

(13)   Opsonización: proceso del sistema inmunitario que facilita la fagocitosis de patógenos y cuerpos extraños. Está mediado por unas sustancias denominadas opsoninas que se adhieren a la superficie de los agentes patógenos y facilitan su reconocimiento por los fagocitos.

(14)   Comensalismo: interacción entre un organismo y su hospedador por la que el organismo se beneficia del hospedador sin causarle beneficio o perjuicio.

(15)   Cohortización: agrupación de pacientes con la misma infección en el mismo recinto.

(16)   Trombocitopenia: disminución del número de plaquetas en sangre.

(17)   Astenia: cansancio o fatiga.

(18)   Sibilancias: sonidos agudos que se producen al respirar cuando las vías están parcialmente bloqueadas.

(19)   Rinitis: inflamación de la mucosa nasal.

(20)   Mialgia: dolores musculares que pueden afectar a uno o mas músculos a la vez.

(21)   Anosmia: pérdida del sentido del olfato.

(22)   Ageusia: pérdida del sentido del gusto.

(23)	Disfagia: dificultad para tragar.

(24)	Oliguria: disminución de la cantidad de orina por debajo de los valores normales.

(25)	Disnea: difiultad respiratoria o falta de aire.

BIBLIOGRAFÍA

Fichas agentes biológicos del Instituto Nacional de Seguridad y Salud en el Trabajo.

Notas técnicas de prevencion del Instituto Nacional de Seguridad y Salud en el Trabajo.

Se han usado artículos para extraer información de bases de datos como Elsevier, Scielo o Medlineplus.

www.ingramcontent.com/pod-product-compliance
Lightning Source LLC
Chambersburg PA
CBHW081048170526
45158CB00006B/1904